RAPPORT

SUR LE MANNEQUIN

TOKOMATIQUE,

OU

AUTOMATE OBSTETRICAL.

A. GUYOT, IMPRIMEUR DU ROI,
RUE NEUVE-DES-PETITS-CHAMPS, N° 37.

ACADÉMIE ROYALE DE MÉDECINE.

SÉANCE DU 10 MAI 1831.

RAPPORT

SUR UN

NOUVEAU MANNEQUIN

Destiné à l'étude des Accouchemens,

INVENTÉ

Par M. le Docteur Gustave OZENNE.

COMMISSAIRES:

MM. MOREAU, CAPURON, DAGNEAU, COLLINEAU ET VILLENEUVE.

PRÉCÉDÉ

D'UN MÉMOIRE

Sur les avantages que présente ce nouveau moyen d'étude pour tous les
Accouchemens en général.

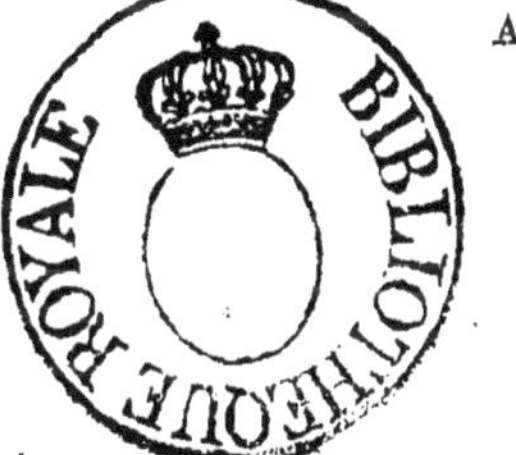

PARIS,

Chez l'Auteur, grande cour du Palais-de-Justice, N° 16.

1831.

MÉMOIRE

SUR

UN NOUVEAU MANNEQUIN

DESTINÉ A L'ÉTUDE DES ACCOUCHEMENS.

L'ACTE de l'accouchement est un acte de douleur ; tel est le vœu de la nature : *In dolore paries filios,* a dit le Créateur à la femme.

Cette loi rigoureuse et constante est tous les jours confirmée par l'expérience. Il semble que l'être destiné à supporter les épreuves de cette vie ne pouvait naître autrement qu'au milieu des souffrances, et que l'auteur suprême ait voulu que la douleur fût le signal de son entrée dans le monde. Pourquoi faut-il que cet âge d'or, douce et séduisante fiction, n'ait existé que dans l'imagination des poètes ! Certes, alors, la nature, procédant à ses actes sans effort ni violence, eût propagé dans le calme l'espèce qu'elle avait créée. Mais cette illusion trop flatteuse s'évanouit à chaque instant devant la réalité, et ne nous laisse sous les yeux que les tristes effets d'une nécessité qui semble émaner des lois même de notre organisation.

Cette nécessité est tellement rigoureuse, tellement irrésistible, qu'il est impossible de se former de son existence une idée différente. De toutes parts, les faits semblent l'établir. On ne pourrait même penser autrement, sans craindre de s'éloigner des règles de la saine doctrine, lorsqu'on a porté un instant ses regards sur les mystères de la nature; car il est impossible d'admettre aucun effet sans cause, et si la raison d'un phénomène nous échappe, ce n'est pas qu'elle n'existe point, mais c'est que nos moyens sont insuffisans pour l'apprécier.

Cependant, la Providence, en cette occasion comme en toute autre, n'a pas démenti sa tendre sollicitude. Comme il est peu de maux auprès desquels elle n'ait placé le remède, quand la douleur accompagne ses actes, ou elle nous fournit les moyens de la supporter, ou, si elle doit surpasser nos forces, elle suspend momentanément chez nous la faculté de percevoir, et éteint ainsi toute réaction sensitive. La mère souffre en proie aux douleurs de l'enfantement; l'enfant, au contraire, arrivant à la lumière à travers un long chemin de torture, n'a pas la conscience des impressions pénibles auxquelles il est soumis. Ici, la nature a cherché le remède au mal dans l'excès du mal même, et la violence des étreintes, en paralysant momentanément les facultés du centre sensitif, a tari, pour ainsi dire, la source de la sensibilité, de crainte que son excessive dépense n'entraînât l'épuisement du principe même de la vie.

Pour la mère, placée dans des circonstances plus favorables, ses douleurs, toutes vives qu'elles sont, conservent toujours un rapport constant avec la force de résistance vitale. Elles seront courtes; si elles doivent concourir à un effet prolongé, elles seront entrecoupées par des intervalles de repos qui permettront au système sensitif de réparer ses pertes à mesure qu'il aura été obligé d'en faire.

Tels sont les bienfaits que, dans cette circonstance, la nature a daigné départir à l'universalité des êtres vivans, à la brute comme à la créature intelligente.

Cependant, fidèle à la démarcation qu'elle s'est plue à établir elle-même entre les différens êtres, elle n'a pas voulu que leurs droits fussent plus confondus ici qu'ailleurs ; et respectant la prérogative de l'être intelligent, elle lui a accordé de pouvoir reculer le terme de ces avantages bien au-delà des limites imposées à la brute. Elle a voulu qu'il trouvât dans son intelligence même, dont elle l'a doué, de nouvelles ressources pour triompher de ces douleurs et en abréger le cours.

Elle a permis que le spectacle de ces phénomènes fixât l'attention de l'être pensant, qu'il pût en deviner la cause, en suivre l'enchaînement, ses effets, et qu'appelant l'art à son secours, il lui fût possible de seconder les efforts de l'organisme, d'utiliser ces efforts souvent consumés sans fruits, faute d'une direction convenable ; d'empêcher qu'ils ne s'exhalent en vaines et inutiles souffrances, et de déterminer, par de savantes combinaisons, les résultats. les plus prompts et les plus décisifs.

C'est cette prérogative précieuse qui constitue l'art des accouchemens.

Mais, avant d'amener cet art à sa perfection, avant même de pouvoir être utile, que de connaissances à acquérir, que d'études diverses et minutieuses à embrasser ! Suffit-il à l'accoucheur de connaître parfaitement la structure du bassin et des organes génitaux de la femme , la conformation du fœtus, les lois de son développement, ses positions respectives dans la cavité de la matrice? Lui suffit-il d'être instruit des phénomènes de la grossesse et de l'accouchement, des causes capables d'entraver leur cours et de s'opposer à leur accomplissement, et des moyens de remédier à ces fâcheux effets?

Ces connaissances, purement théoriques, puisées aux meilleures sources, seront-elles seules suffisantes pour l'aider à remplir dignement les devoirs de son art? Théoricien inexpérimenté, qu'osera-t-il tenter sans le secours de la pratique? Comment se guidera-t-il au milieu des tumultes d'un organe qu'il n'a jamais considéré que sur le cadavre et dans l'état de calme?

Certes, toute sa science anatomique ne lui sera que d'un bien faible secours en cette conjoncture. Quelles données la nature morte peut-elle fournir sur les accidens de la nature vivante? Comment pourra-t-il reconnaître dans les agitations de la matrice développée, contractile et mouvante, l'organe exigu, inerte qu'il étudiait naguère? Quels sujets de surprise et de troubles à chaque pas, si la pratique ne l'a déjà familiarisé avec un état si insolite, si étrange! Comment saisir les indications, sur quelles règles diriger sa conduite au milieu de l'embarras où vont le jeter les mouvemens d'un organe qu'il n'avait jamais connu qu'en repos?

Il n'y a que l'exercice fréquent et répété des phénomènes de la nature qui puisse le mettre à l'abri de cette foule de difficultés ; mais où acquérir cette pratique, pour ainsi dire, anticipée? L'étude de la nature vivante n'est, sans contredit, pas praticable comme celle de la nature morte.

Il faut des occasions, des conjonctures qu'on n'est pas toujours à même de faire naître. D'ailleurs, ne répugne-t-il pas de tenter ses premiers essais sur l'être qu'on est appelé à soulager? de s'exposer à compromettre son existence, au lieu d'abréger ses souffrances? et de commencer par lui être nuisible, avant de pouvoir lui être utile?

La raison s'y refuse, l'humanité le réprouve, aussi l'art s'est-il empressé de suppléer, par un ingénieux artifice, aux ressources qui lui manquaient sous ce rapport. Dépourvu de la nature elle-même, il lui a substitué son image ; il s'est efforcé de reproduire les accidens auxquels il l'a vue soumise et a cherché par des manœuvres préliminaires, à préluder à des actes plus importans, s'exerçant ainsi au milieu de difficultés factices à surmonter les obstacles qui traverseront un jour ses efforts.

Ce sont ces imitations plus ou moins parfaites, ces fantômes plus ou moins fidèles de la vérité qui ont reçu le nom de *mannequins*. On en a imaginé un grand nombre et de plusieurs espèces, mais tous sont restés fort en arrière de leur objet et au point que, l'art fatigué de ses tentatives vaines s'est déterminé à emprunter à la nature même ses moyens d'imitation, ne pouvant réussir à en créer lui seul d'assez exacte. De là l'usage du mannequin naturel, composé de la partie inférieure de la charpente osseuse du râchis unie à celle du bassin. C'est le mannequin le plus simple et ce fut bientôt le plus généralement adopté, l'élève put à travers cette cavité naturelle exercer toutes les manœuvres de l'accouchement, et sa main, aidée de l'œil, put aisément dégager ce fœtus des situations les plus difficiles, qu'un art ingénieux s'efforçait de compliquer de mille manières différentes.

Sans doute, cet exercice ainsi dirigé ne peut manquer d'être fructueux; il est même de la dernière utilité pour l'élève qui met le pied dans la carrière. Car, comment se former une idée des difficultés qu'on n'a jamais vues à découvert, et comment les vaincre sans avoir étudié le mécanisme à fond et sous toutes les faces?

Mais ce qui convient à l'entrée de la carrière suffira-t-il pour la parcourir jusqu'au bout? L'art ne demande-t-il pas quelque chose de plus? Ces difficultés se rencontreront-elles toujours à découvert, et l'œil viendra-t-il à notre secours pour nous aider à la résoudre? Rien de tout cela. C'est au contraire au milieu des ténèbres les plus épaisses que nous devons agir, et l'objet de nos efforts plongé dans la profondeur des parties ne saurait être accessible à la lumière et à la vue. Le toucher est donc le seul sens qui puisse nous servir de guide en cette circonstance; c'est à lui seul que se bornent toutes nos ressources; lui seul peut nous donner une idée de la disposition, de la forme, de l'étendue des parties. Lui seul est capable de nous éclairer sur la nature des difficultés que nous avons à surmonter, et c'est d'après lui seul que nous devons diriger nos moyens. Or, comment pourrons-nous tirer du toucher des instructions certaines, si nous ne faisons aucune sorte d'éducation de ce sens; si nous n'étudions d'une manière particulière les impressions qu'il nous communique, si nous ne nous exerçons à comprendre, à discerner d'une manière nette les sensations qu'il nous donne; si nous ne nous habituons, pour ainsi dire, à son langage, enfin, si nous ne nous accoutumons à l'écouter sans confusion, et à percevoir ses moindres avertissemens avec justesse et précision, à l'exclusion même des impressions fournies par les autres sens.

De quelle utilité un mannequin découvert peut-il être dans ce cas? Pouvons-nous jamais acquérir ces avantages par son seul secours? Non, jamais, habitué dans le commun usage de la vie, à n'avoir de plus sûr guide que la vue, il nous sera impossible de nous diriger sous l'influence d'un autre sens tant que la vue pourra nous diriger encore. Que deviendrons-nous alors en présence de la nature? Notre touché, resté imparfait, ne nous donnera que des idées confuses, ou plutôt notre jugement inhabile restera sourd à son langage et ne pourra profiter d'aucun de ses avis.

Voilà donc un grave inconvénient de l'usage exclusif du mannequin composé simplement d'un bassin naturel, et ce moyen par excellence pour inculquer les premiers principes de l'art, devient, en quelque sorte, inutile à une époque plus avancée, où son usage pourrait même plutôt contribuer à nous faire négliger l'éducation d'un sens qui à l'avenir sera notre ressource presque unique dans la pratique. Mais cet inconvénient n'est pas encore le seul. Où devons-nous en effet agir? Sera-ce simplement à travers la chapente osseuse du bassin, à travers cette cavité immobile; incapable de changer de forme et de dimensions? Nos rapports seront-ils immédiats avec elle, et les positions du fœtus seront-elles les seules difficultés qui se présenteront à nous sans que l'action d'aucun autre organe puisse les compliquer? Or, dans la nature vivante, c'est justement le contraire qui a lieu. Certes, la structure de la capacité pelvienne doit être la base de nos dispositions générales. Mais la cavité de la matrice sera-t-elle toujours la même, et les parois constamment mobiles ne nous forceront-elles jamais, par des mouvemens irréguliers, à modifier la direction de nos efforts ? C'est au contraire ce qui doit arriver dans le plus grand nombre des cas , et tout instruits que nous soyons sur les dimensions exactes du bassin, il nous est impossible de nous tenir en garde contre les accidens que peuvent à chaque instant faire naître les contractions utérines. C'est donc contre ces contractions qu'il est nécessaire de nous aguerrir; ce sont elles que nos efforts doivent tendre à maîtriser ; ou si nous ne le pouvons, à nous diriger au moins de manière à en tirer parti. Mais , encore une fois, cette adresse, cette dextérité ne s'acquiert que par la pratique , et la longue habitude qui, en nous mettant souvent aux prises avec les accidens , nous familiarisent avec eux et nous apprennent à les affronter. Eh ! cette habitude elle-même , comment l'acquérir ? Ici il faut l'avouer, les moyens artificiels nous manquent complètement, l'art est impuissant, c'est à la nature même qu'il nous renvoie, et c'est sur l'être vivant et souffrant, je le répète, qu'il nous faut risquer nos premiers essais. Or, ce défaut d'exercice préparatoire sur ce point de l'étude des accouchemens, est un inconvénient dont il peut résulter les conséquences les plus graves. C'est un vide essentiel et dont on peut raisonnablement conclure que la difficulté, en apparence vaincue, n'est en effet que reculée, et que ces études encore si incomplètes sont peu faites pour assurer la marche de l'élève à son début dans la pratique.

Ce sont ces considérations qui nous ont inspiré le dessein de chercher à supléer à ce défaut de l'art. Nous avons pensé que si à une imitation parfaite du mannequin naturel, on parvenait à joindre une représentation, aussi exacte que possible, de la matrice elle-même placée dans son intérieur, et figurée dans l'état de développement qu'elle acquiert pendant la grossesse, et que si à l'aide d'un mécanisme quelconque, on trouvait le moyen de communiquer à cet organe les différens mouvemens qu'il exécute chez l'individu vivant, et les variations de forces et de dimensions que ses contractions lui impriment, on pourrait avec raison espérer, sinon d'atteindre le but si souvent manqué, au moins d'en approcher autant qu'il est au pouvoir de l'art d'approcher de la nature, et que sous ce rapport on rendrait un service insigne à l'étude des accouchemens.

Introduire une matrice développée et artificielle dans un bassin artificiel aussi, n'est certes pas une idée nouvelle, elle a déjà été exécutée, beaucoup de fois et même dans la fin du dernier siècle, d'une manière bien remarquable, par M. Levasseur, médecin du Mans. Mais dans tous ces fantômes, sous quelque aspect qu'on ait représenté la matrice, elle n'est jamais qu'une poche inerte, incapable de mouvemens spontanés, et par conséquent, peu susceptible de donner à l'esprit une idée exacte de la vérité. Or, ce sont ces contractions spontanées que nous nous sommes surtout attaché à reproduire, et pour la facilité de l'effet nous avons cru devoir en distinguer de deux sortes : 1° *de transversales* ou circulaires, qui ont lieu dans les parois et tendent à les rapprocher les unes des autres par un mouvement de constriction générale ; 2° *de verticales* ou longitudinales qui, du fond de la matrice, s'étendent vers le col, s'efforcent de rapprocher ses deux points l'un de l'autre, et semblent suivre le sens des fibres longitudinales. Par la combinaison de ces deux forces opposées, la matrice est rétrécie dans tous les sens et peut donner lieu aux accidens les plus variés.

Ces effets obtenus, il nous a été facile de réunir et de multiplier les difficultés qui se rencontrent dans les cas les plus difficiles de la pratique des accouchemens ; de les reproduire à volonté et de les répéter autant de fois qu'il le devient nécessaire pour familiariser les élèves avec elles. En conséquence, nos résultat ont donné lieu au mannequin, dont va suivre la description.

Cet automate offre l'aspect d'une femme entière, couchée sur un lit convenablement disposé pour l'accouchement facile et l'accouchement difficile, de manière que l'élève peut non seulemnt reconnaître les différentes présentations du fœtus, mais encore se tenir au courant des préceptes relatifs à tous les accouchemens en général. Il apprend à placer ses aides et à reconnaître que la position des cuisses n'est pas plus indifférente pour l'issue heureuse de l'accouchement naturel, que pour donner à l'opérateur plus d'aisance dans les cas difficiles.

C'est donc après avoir donné l'inclinaison convenable au corps de la femme (1), lui avoir placé les jambes dans

---

(1) Le lit de douleur est brisé, et permet, à l'aide d'un cri, de le re-

une position plutôt que dans une autre, que l'opérateur peut procéder. En effet, écartant avec la main les grandes lèvres l'une de l'autre, le doigt est en rapport avec les parois d'un conduit qui représente le conduit vulvo-vaginal; les plans, les inclinaisons et diamètres des détroits, l'excavation du bassin peuvent être appréciés, de même que l'angle sacro-vertébrale, à la gauche duquel il est facile de sentir la présence de l'intestin rectum; à l'extrémité postérieure du vagin, une ouverture circulaire dont les bords sont amincis et dont le diamètre est variable suivant l'époque du travail; puis, à travers cette ouverture, la poche des eaux, tantôt durcie et tendue, lorsqu'une contraction vient à s'opérer; tantôt dépressible et flasque, et laissant alors apprécier le fœtus, dont les différentes présentations peuvent être plus ou moins aisément déterminées. Effectivement, ce fœtus n'est pas comme ceux qui accompagnent les mannequins ordinaires, une poupée informe (1).

Ce fœtus, disons-nous, à une tête de grosseur ordinaire, présentant les fontanelles antérieure et postérieure, des yeux, un nez, et surtout une mâchoire inférieure mo-

---

monter, de l'abaisser à volonté, et même de le placer horizontalement, suivant les différentes circonstances, et pour la commodité de l'accoucheur.

(1) Peut-on vraiment donner le nom de *fœtus* à un sac rembourré d'étoupes, muni d'une tête et de quatre prolongemens destinés à représenter les membres? à quelles indications particulières pourra-t-on suivre telle ou telle manœuvre? une extrémité saisie, la masse entière suivra, dans quelque situation qu'elle se trouve.

bile, et des arcades alvéolairres, que le doigt peut reconnaî
tre parfaitement. Mais ce n'est pas tout, une imitation,
quoique fidèle, reste bien incomplète si elle diffère dans
quelque point de l'objet que l'on cherche à représenter,
tout son mérite gissant dans la rigueur de son exactitude.
Un seul trait négligé suffit pour faire manquer l'ensemble;
il fallait que l'élève pût déterminer toutes les positions du
fœtus dans le sein de sa mère, et que la poupée destinée
à le représenter offrît toutes les conditions de structure
que présente l'enfant naturel; c'est ce que nous nous
sommes attachés à obtenir. Notre fœtus, outre les avantages déjà exposés relativement à la tête, qui, pour le dire
ici, est garnie de cheveux comme l'enfant naissant, présente encore toutes les articulations mobiles, des mains et
des pieds qu'on peut facilement distinguer les uns des
autres, et dont les doigts eux-mêmes sont reconnaissables;
la région du dos est exactement représentée; les parois
abdominales sont souples, tandis que les parois thoraci-
ques, à demi-solides, offrent à la main exploratrice des
côtes et des espaces intercosteaux; enfin, pour compléter
l'imitation, le pénis ou la vulve et l'anus viennent faire de
cette poupée un instrument précieux pour la manœuvre.
La plupart de ces parties peuvent être appréciées à travers
la poche des eaux, s'éloignant du doigt pendant la douleur
et retombant sur l'orifice au moment de son intermis-
sion.

Ce fœtus est renfermé dans une poche contractile qui
le presse pendant la douleur, et qui, dans l'absence de
celle-ci, permet à la main de l'accoucheur, après la rup-
ture de la poche des eaux, de s'introduire entre ses parois
et le corps de l'enfant, et d'exercer, dans l'intérieur de

l'utérus, toutes les manœuvres propres à opérer les diffé-rentes versions. Ainsi, cette poche, molle et flexible, est susceptible non-seulement de se rétrécir en entier comme on pourrait le faire à l'aide d'un moyen mécanique quel-conque, mais semble encore se contracter dans son pro-pre tissu, et agir en partie ou en totalité sur la main ex-ploratrice. Les corps les plus inégaux y sont comprimés dans l'intervalle même de leurs inégalités, et la matrice, toujours en rapport avec le doigt investigateur, permet à l'élève de se rendre compte de la présence ou de l'absence des contractions. Par la réunion de ces principales cir-constances, l'accouchement artificiel du *Mannequin toko-matique* présente absolument les mêmes difficultés à sur-monter que celles qui peuvent exister chez la femme en travail. En effet, les contractions sont plus ou moins fortes (1), plus ou moins lentes à se succéder, et se font d'une manière tellement irrégulière dans leur rhythme et dans leurs variétés, que nous ne pouvons même en appré-cier le retour.

L'irrégularité qui règne dans l'apparition de ces con-tractions est assez variée pour que jamais la dernière ne puisse indiquer le lieu où doit se manifester la prochaine, comme l'idée d'un mouvement mécanique régulier pour-rait le faire penser. Les obstacles représentés par les con-tractions de cette poche dans une version, par exemple,

---

(1) Leur force peut être portée jusqu'à engourdir la main si l'opé-rateur continuait la manœuvre pendant qu'elles existent.

n'existent pas dans toutes les parties qui la constituent ou dans un seul point fixe. Ils naissent à droite comme à gauche, en avant comme en arrière, et même vers le fond qui partage l'intermittence d'action des parois, au point qu'agissant seul ou simultanément avec une paroi ou les deux parois ensemble, il s'ensuit une variété de difficultés qu'on trouve dans la nature, et qui fait naître un empêchement toujours nouveau. Ce qui porte l'illusion, pour ainsi dire, à son comble, c'est qu'à travers les parois abdominales, plus ou moins développées, en raison de l'époque de la grossesse qu'on veut étudier, on peut sentir les contractions utérines, et même en aider et en en diriger l'action !

Si la poche qui représente cette matrice artificielle est soumise au toucher avant que le mécanisme soit mis en jeu, lorsque le fœtus n'y a point encore été introduit, on peut apprécier la forme et les dimensions que présente l'organe à la fin de la grossesse. Mais s'agit-il de lui donner une idée des contractions que les parois exercent parfois sur les objets qu'elle contient, le mécanisme est mis en jeu, et bientôt la main de l'explorateur reçoit de toute part l'impression de l'organe qui s'applique sur elle à plusieurs reprises, tantôt en l'environnant des étreintes de ses contractions circulaires, tantôt en la soumettant aux commotions réitérées de ses contractions verticales. Cette épreuve peut déjà donner une idée des mouvemens naturels de la matrice. Cependant elle est encore bien imparfaite, attendu que la matrice artificielle est dans l'état de vacuité, et que le rapprochement ne peut être exact, qu'autant que la cavité est remplie par un fœtus, comme elle l'est en effet à l'époque de l'accouchement ; et même sans cette dernière condition, cet exercice serait sans utilité, et ne pourrait avoir que le léger avantage de présenter quelques notions sur la direction des contractions utérines ; car la matrice réagissant sur un fœtus et la main à la fois, offre bien une autre sensation lorsque, vide et développée, elle réagit sur la main seulement. Son action alors est bien plus puissante, et les efforts qui en résultent sont bien plus intenses.

Or, ces effets sont faciles à reproduire, en introduisant préliminairement un fœtus artificiel dans la cavité utérine, introduction qui se fait avec facilité par le côté gauche du tronc, sans déranger en rien la disposition générale des parties. C'est alors que la main, pénétrant dans la matrice, peut reconnaître la présence du fœtus, parcourir toutes ses régions, scruter ses différentes positions, interroger ses rapports avec le bassin ou la matrice ; les rectifier, les modifier, les changer, les bouleverser même totalement, comme elle pourrait le faire dans le sein de la mère en mal d'enfant. Mais aussi, comme chez cette dernière, elle se trouve placée au-dessous d'une paroi mouvante dont les contractions contrarient à chaque instant les manœuvres, entravent la marche, et parfois même la suspendent complètement en la tenant étroitement appliquée à la surface du fœtus, et l'accablent d'un poids qui, cédant péniblement à la réaction, semble s'aggraver par la résistance qu'on lui oppose. C'est à cette époque que l'élève doit redoubler d'attention, de prestesse, afin de ne se laisser ni surprendre, ni égarer par les contractions répétées, de se placer dans la position la plus favorable pour éviter leur effet, et enfin, de triompher par adresse d'un obstacle qu'il y aurait tant d'inconvéniens à surmonter par la force.

Tels sont les moyens que présente *l'otomate obstetrical*, d'exprimer toutes les difficultés de l'acte de l'accouchement ; il n'est point de position, point d'accidens que la main du professeur ne puisse à l'instant reproduire. L'extrême facilité avec laquelle on peut varier les situations du fœtus, et les contractions utérines ne laisse rien à désirer sous ce rapport, et il est impossible que les combinaisons les plus bizarres puissent échapper à l'imitation.

Cependant, comme le nombre des accouchemens difficiles est bien moins considérables que celui des accouchemens faciles, et que la nature a, dans tous les cas, réuni autant qu'elle a pu, toutes les circonstances susceptibles d'amener à une fin heureuse cet acte si important pour elle, ce serait beaucoup restreindre l'usage du *Mannequin tokomatique*, que de l'appliquer exclusivement à la seule étude des cas graves ; ce serait, en quelque sorte, vouloir négliger un des meilleurs partis qu'on puisse en tirer. En effet, si les contractions de la matrice qu'il récelle peuvent être tumultueuses, elles peuvent aussi se régler et donner lieu alors à des effets coordonnés qui rentrent dans le domaine des lois ordinaires de la nature, et produire également les phénomènes de l'accouchement naturel, de manière à montrer à l'observateur, lorsque la tête se présente, les cinq mouvemens qu'elle exécute successivement pendant le travail : 1° *flexion,* 2° *rotation,* 3° *extention,* 4° *rétrocession,* 5° *restitution.*

C'est ainsi que cet instrument, qui n'est qu'un moyen de perfectionnement pour les élèves dont les études sont avancées, pourra trouver son application auprès des commençans.

Imitation fidèle des accidens de la nature, il ne se montre pas moins apte à retracer sa marche régulière, et le même mécanisme qui, par ses complications variées, donne lieu aux effets les plus extraordinaires, convenablement régularisé, reproduira les phénomènes de la nature en ordre et dans l'état de calme. C'est alors que l'élève commençant pourra saisir une première connaissance de la véritable marche de la nature, que son œil s'ouvrira au spectacle du fœtus, semblant venir de lui-même à la lumière, que du doigt il pourra scruter les différentes positions et les directions variées qu'il affecte dans le cours de son trajet, et enfin, que son intelligence percevra avec facilité un phénomène qu'il ne se figurait qu'à grands frais d'imagination, lorsqu'il ne pouvait encore le soumettre à l'épreuve de ses sens. L'usage de ce mannequin sera donc même, à cette époque récente des études, un moyen d'avancement rapide, puisqu'après avoir observé un accouchement sur la femme vivante, comme cela se fait dans les salles destinées à cette étude, on pourra reproduire un cas tout-à-fait semblable, et démontrer chaque phénomène autant de fois que cela deviendrait nécessaire pour mieux se rendre compte du mécanisme par lequel l'enfant aura été expulsé. Cette étude préliminaire ouvrira la conception, facilitera le travail, et, dès lors, préparera l'esprit à la solution des problêmes plus compliqués qu'on doit lui présenter plus tard.

Cet aperçu doit suffire pour donner une idée du *Man-*

nequin tokomatique ; cependant, nous en résumerons les principaux avantages qui sont :

Pour l'accouchement contre nature.

1° De scruter les caractères propres à chaque région à travers l'orifice utérin ;

2° D'agir dans l'obscurité et dans une cavité plus ou moins spacieuse, plus ou moins souple, en raison de l'espace de temps qu'on veut supposer écoulé depuis l'écoulement des eaux ;

3° D'avoir à surmonter des difficultés représentées par les contractions infiniment variées de la matrice artificielle ;

4° De mettre à exécution toutes les applications possibles de forceps.

5° De pouvoir donner à l'élève l'idée de la profondeur et de la forme de l'utérus, avant et après l'accouchement, aussi bien du côté du fond que du côté du col, puisque le globe formé par l'utérus, contracté et revenu sur lui-même, après l'expulsion du fœtus, est appréciable dans la région hyppogàstrique, à trois pouces environ de profondeur, et que l'ouverture du col, rétrécie des deux tiers, après avoir laissé passer le fœtus, ne présente plus qu'un diamètre de deux pouces ;

6° Pour l'exploration des régions du fœtus à l'orifice utérin, d'avoir la facilité de donner à cette ouverture des dimensions variables, en raison des difficultés qu'on veut faire rencontrer à l'investigateur.

Pour l'accouchement naturel.

1° De faciliter le diagnostic des vraies douleurs de l'enfantement avec les fausses ;

2° De pouvoir observer la dilatation de l'orifice , et la formation de la poche des eaux ;

3° D'apprendre comment on doit soutenir le périnée , lorsque distendu par la tête , on a lieu de redouter sa déchirure ;

4° De pouvoir enfin varier , par la disposition de cette machine , la durée du temps de l'accouchement.

Telles sont les nouvelles dispositions que nous avons cru devoir apporter à l'étude pratique des accouchemens. L'imperfection et l'insuffisance du mannequin habituel , pour cette sorte d'étude , nous ont semblé les requérir ; tous les essais tentés jusqu'à présent sur ce sujet sont restés si incomplets , qu'on peut avec raison le regarder comme un champ encore inculte que l'art offre à défricher, et qu'il est, sans doute, réservé à des mains plus habiles que les nôtres de féconder autant qu'il est susceptible de l'être. Notre ambition n'est pas si étendue ; et, rejetant loin de nous toute idée d'une perfection qu'il ne nous est pas permis d'atteindre, nous ne recherchons que le mérite d'avoir les premiers tracé le chemin qui peut y conduire. Qu'un génie plus heureusement doué l'atteigne, nous reconnaîtrons sa suppériorité, mais n'en serons pas moins satisfait de lui avoir indiqué sa route , et, nous renfermant dans le cercle étroit de nos moyens, nous serons toujours assez récompensés, si nous avons pu fournir l'occasion de quelque découverte utile à la science : c'est là notre seul but ; c'est à lui que se rattachent tous nos efforts. Le titre d'inventeur a pour nous peu d'attraits, s'il n'entraîne après lui aucune idée d'utilité, et la valeur d'un travail ne nous semble appréciable que d'après ses résultats. Ce sont aussi les motifs qui nous ont dirigé dans celui-ci. Chercher dans un mécanisme purement physique l'imitation de mouvemens entièrement vitaux ; réduire, sous le pouvoir des sens, des phénomènes qui se perdaient dans le domaine de l'imagination ; soumettre, aux rigoureux examen du toucher, des actions que la pensée avait peine à embrasser dans toute leur complication ; enfin, montrer matériellement ce qu'on ne pouvait que difficilement figurer.

Voilà les vues dans lesquelles nous nous sommes efforcés d'agir ; nous avons désiré ouvrir à l'étude une voie plus facile et plus sure, en affermir les commencemens, en reculer les limites, et en marquer le cours par des exercices plus réguliers et plus profitables. Nous ne prétendons pas avoir aussi bien fait que la nature elle-même ; nous n'avons eu que le désir de trouver une imitation qui pût la remplacer lorsqu'elle devait nous manquer.

Heureux d'avoir approché de ce but, nous aurions voulu ne rien laisser à désirer ; mais il est rarement donné d'atteindre à la perfection dès la première tentative ; en ce moment même, nous nous voyons obligés de réclamer l'indulgence de l'honorable assemblée sur de nombreuses imperfections qui ne nous sont pas échappées, et que chaque jour nous nous efforcerons de corriger. L'exécution pourra paraître parfois laborieuse, et le mécanisme exiger des manipulations trop fréquentes. Une prochaine épreuve fera certainement disparaître ces défauts : nous en avons déjà conçu tous les moyens. Mais après six ans de travaux et d'efforts, il était temps de prendre date, et il devenait indispensable de chercher à tirer quelque parti de résultats déjà obtenus, et déjà si péniblement achetés. Le courage fatigué était à la veille de se relâcher, et avait besoin qu'un nouvel aiguillon vînt ranimer son zèle, et lui donner les moyens de fournir à des recherches ultérieures. D'ailleurs, les frais immenses nécessités par ces premiers essais ont réduit leur auteur à désirer des encouragemens pour les continuer; et où pouvait-on mieux s'adresser, où devait-il plus justement espérer de les obtenir qu'au sein de la société protectrice et propagatrice des sciences et des arts propres à soulager l'humanité souffrante ? C'est là que, aidé de savans avis et soutenu d'honorables suffrages, il retrouvera toute sa première ardeur, et pourra avec succès se livrer à des essais nouveaux, susceptibles de perfectionner son travail, auquel il sera fier de voir se rattacher les conseils et les encouragemens d'une des premières académies de France.

ACADÉMIE ROYALE DE MÉDECINE.

Séance du 10 Mai 1830.

Par la voix de M. le docteur Villeneuve, la Commission chargée d'examiner mon travail, après avoir assuré l'académie que *l'Automate obstetrical* représente fidèlement tous les phénomènes énoncés dans le Mémoire de l'auteur, se résume et s'exprime ainsi :

Il résulte de tout ce qui vient d'être exposé, que le mannequin, inventé par M. Ozenne, a pour avantage spéciaux :

1° D'offrir à l'élève une imitation aussi fidèle que possible de la dilatation progressive de l'orifice utérin, et de la formation de la poche des eaux ;

2° De représenter jusqu'à un certain point la marche de l'accouchement naturel ;

3° De rendre plus précise l'étude manuelle des positions diverses du fœtus dans la matrice ;

4° D'habituer l'élève, qui s'exerce à la manœuvre des accouchemens laborieux, aux difficultés occasionnées dans quelques cas par les contractions utérines, plus ou moins vives ;

(27)

5° Enfin, d'apprendre à l'élève qui s'exerce à l'application du forceps, à éviter le col utérin, et en tout, à rendre la manœuvre de cet instrument beaucoup plus analogue à ce qui a lieu chez la femme en travail.

D'après l'exposé que nous venons de faire de la structure et des usages du mannequin exécuté par M. Ozenne, mannequin des plus ingénieux, et dont l'exécution, complètement nouvelle, a été d'autant plus difficile et onéreuse, que jusqu'à ce moment la mécanique n'avait rien offert d'analogue.

Nous avons l'honneur de proposer à l'académie de reconnaître :

1° Que le mannequin de M. Gustave Ozenne, pour faciliter et perfectionner l'étude manuelle des accouchemens, est une invention supérieure à toutes celles de ce genre ;

2° Que ce mannequin serait substitué avec avantage à ceux qui sont employés maintenant dans les écoles d'accouchement ;

Enfin, que M. Ozenne mérite d'être inscrit comme candidat aux places qui viendront à vaquer dans la section d'accouchement.

Paris, le 10 mai 1831.

Signés MOREAU, CAPURON, DAGNEAU,
COLLINEAU,

VILLENEUVE, rapporteur.

Après cette lecture , M. Dubois père prend la parole , et reconnaissant le mérite du mannequin , ne doute pas que son auteur ne soit capable d'apporter la modification qu'il juge nécessaire ; il voudrait que , dans l'accouchement na‑ turel , la tête du fœtus , en traversant les détroits du bas‑ sin , présentât davantage la région occipitale , de ma‑ nière à toujours s'engager par son petit diamètre , afin que l'élève eût une idée plus exacte de la direction qu'elle suit, et qu'il sache mieux diriger les branches du forceps , dans son application , à l'un et l'autre détroits.

M. Deneux ajoute que le mannequin de M. Ozenne a un avantage dont on n'a pas encore parlé, c'est de pouvoir donner une idée assez exacte du renversement incomplet de l'utérus.

Le rapport de la Commission , avec ces modifications , est mis aux voix et adopté.

Le président annuel ,
Signé ADELON.

Pour copie conforme :

Le secrétaire perpétuel de l'académie royale de médecine ,
Signé PARISET.

Réponse aux objections de M. Dubois.

Nous remercions bien sincèrement M. Dubois de l'opinion flatteuse qu'il a de nos moyens ; nous aimons à croire qu'aidé de ses conseils une prochaine épreuve ne lui laissera rien à désirer. S'il ne semble pas à l'illustre académicien que le sommet de la tête du fœtus soit dans un rapport constant avec l'axe des détroits, et que son petit diamètre n'est pas celui qui se présente d'abord, cela tient à cette simple circonstance que voici :

La poupée-fœtus construite dans ces dimensions naturelles offre au doigt explorateur une tête qui paraît plus arrondie que là tête du fœtus vivant ne paraît l'être en traversant le détroit supérieur, et, bien que nous ayons fait placer, sur ce crâne imité, des fontanelles pour mieux apprécier ses mouvemens dans l'accouchement, il ne semblerait point qu'elle sorte dans la direction convenable. En effet, cette tête privée de vie est toujours la même dans tous les temps de la parturition, quant à sa forme, et ne peut, comme celle de l'enfant vivant, présenter, vers cette région occipitale, une tumeur ovaide plus ou moins volumineuse, que les tegmens du crâne tuméfiés forment plus ordinairement chez les femmes primipares.

De sorte que, cheminant dans l'entrée du bassin, l'occiput paraît se porter trop tôt en arrière par cela même qu'il présente moins d'étendue que celui qui est surmonté de cette tuméfaction. Ainsi, la tête, arrondie par son sommet, descend dans l'excavation, l'occiput se place près la symphise des pubis, mais en apparence, plus tôt qu'elle ne devrait le faire, parce que, encore une fois, il n'existe point au-devant d'elle une tumeur allongée de 12 à 18 lignes de hauteur. Le bregma est alors accessible au toucher vers la partie moyenne de l'excavation. La suture sagittale, à cette époque du travail, est parallèle au diamètre coccyx pubien. La tête exécute ce mouvement d'extension, par lequel les parties molles sont peu à peu dilatées; mais, comme le périnée du mannequin et autres parties environnantes ne jouissent pas de cette *tonicité vitale*, elles ne reviennent sur elles-mêmes que d'une manière mécanique, et non, peut-être en se moulant assez exactement sur le corps qui les traverse, au point de forcer la tête de se porter tout-à-fait vers les pubis après avoir franchi la vulve.

Néanmoins, nous ne désespérons point que nous ne puissions rendre ces phénomènes plus sensibles dans une seconde épreuve. Nous nous plaisons même à déclarer que nous sommes à la veille d'obtenir la modification que désire M. le professeur Dubois, et d'avance nous nous estimons heureux que ses objections nous aient mis à même d'offrir aux jeunes médecins comme aux élèves un moyen d'instruction prompt et facile, dans un automate, qui, alors, ne présentera plus d'imperfections, puisque la seule qui existât, de l'aveu même du célèbre accoucheur, aura disparu.

FIN.

www.ingramcontent.com/pod-product-compliance
Ingram Content Group UK Ltd.
Pitfield, Milton Keynes, MK11 3LW, UK
UKHW021206140726
13695UKWH00005B/2373